Sich in der Mitte, energiereicher und beweglicher fühlen

»Geschmeidig zu werden wie ein Kind, gesund wie ein Holzfäller und gelassen wie ein Weiser« waren seit jeher die erstrebenswertesten Ideale im China der alten Zeit.
Wohl deswegen wirkten alle Bereiche der frühen chinesischen Kultur wie philosophisches Weltbild, Gesundheitsübungen, traditionelle Heilverfahren, Meditation und Kampfkünste zur Selbstverteidigung an der Entstehung und Entwicklung des Tai Chi Chuan mit.
In der heutigen Zeit liegt die Betonung jedoch eindeutig auf den gesundheitsfördernden und ausgleichenden Wirkungen des Tai Chi.
Maßgeblich für die Bedeutung als Übungssystem für jedermann war die Vorstellung von der Erde als einer viereckigen Fläche und darüber wie eine große gewölbte Halbkugel der Himmel, der von mehreren Balken am Rand und einem in der Mitte gestützt wurde.
Dieser größte Balken in der Mitte hieß Tai Chi (»das höchste Letzte«) und wie dieser Balken sollte jeder Mensch sein: mit den Füßen fest auf dem Boden stehend und mit dem Kopf zum Himmel strebend als »geöffnete« Mitte und Verbindung zwischen Himmel und Erde, um auf diese Art und Weise alle inneren und äußeren Energiekreisläufe miteinander zu verbinden und zu schließen.
Denn, wie die Chinesen sagen: Nur wenn die Chi-Energie ungehindert fließen kann und sich in einem ständigen Austausch befindet, sind wir in unserem körperlichen und gefühlsmäßigen Gleichgewicht.

Chi-Energie

Das chinesische Wort »Chi« hat viele Aussagen und Bedeutungen wie zum Beispiel Lebensenergie, Luft, Atem und einige andere.
Hieraus können wir schon ersehen, dass es im wesentlichen zwei Grundformen des Chi gibt, nämlich äußeres und inneres Chi. Diese Unterscheidung bezieht sich jedoch nur auf die natürlichen Wandlungsprozesse, vergleichbar mit unserem Begriff von Stoffwechsel. Im Grunde genommen handelt es sich immer um die gleiche Energie, nur in verschiedenen fein- oder grobstofflichen Formen.

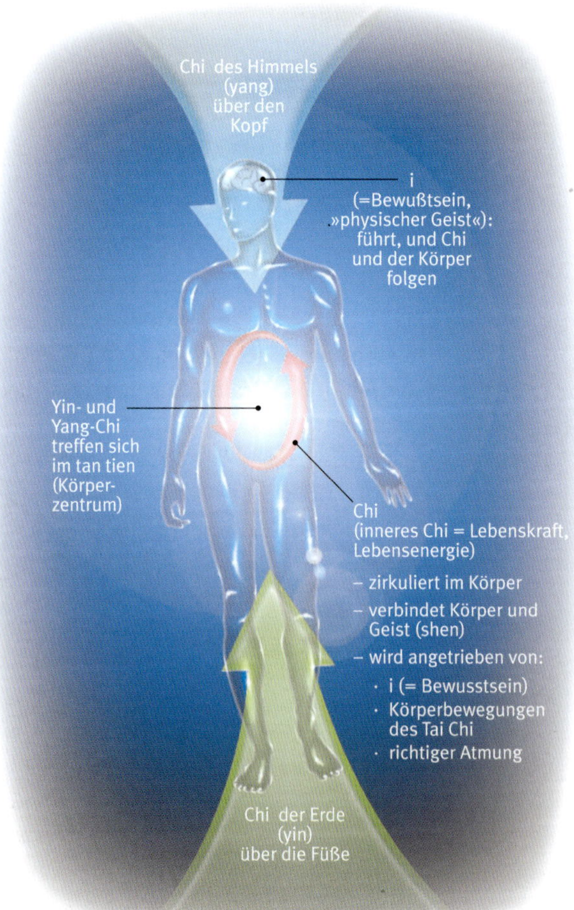

So existiert beispielsweise das sehr feinstoffliche *Chi des Himmels* oder auch kosmisches Chi, welches wir über die Luft und unseren Atem aufnehmen. Zusammen mit dem eher grobstofflichen *Chi der Erde*, ebenfalls äußeres Chi, das zum Teil direkt über unseren Bodenkontakt oder über den Weg der Nahrungsaufnahme in unseren Körper gelangt, entsteht durch diese Umwandlungsvorgänge inneres Chi, *unsere Lebensenergie*. Diese auf die richtige Weise zu nähren, zu bewahren und ungehindert in den Energieleitbahnen, den so genannten Meridianen fließen zu lassen, ist unbedingte Voraussetzung für unser körperliches und geistiges Wachstum sowie für unsere Gesunderhaltung. Ebenso wichtig ist es für die Entwicklung des Bewusstseins von der Einheit allen Seins.

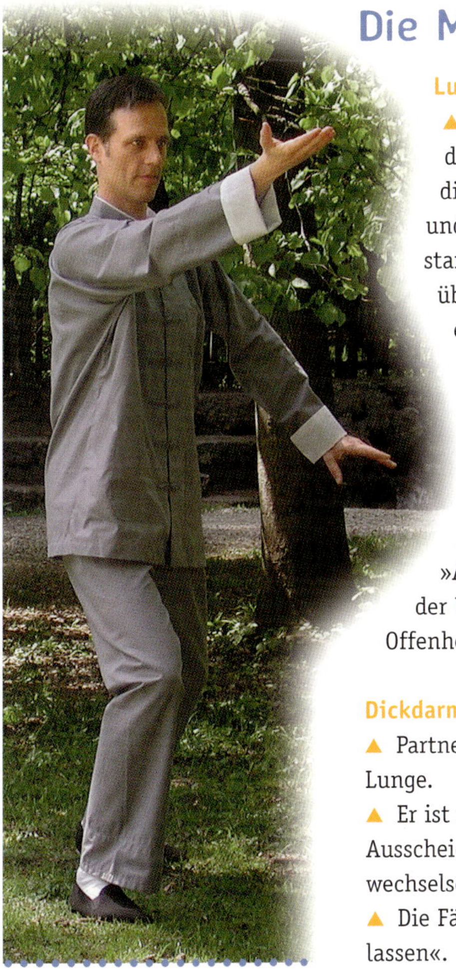

Die Meridiane

Lunge:

▲ Die Lunge hat die Leitung über die Chi-Energie und baut Widerstandskräfte gegenüber Infektionserregern auf. Das geschieht durch Aufnahme von frischem Chi aus der Luft.

▲ Aufnahme, »Austausch« mit der Umwelt, Offenheit.

Dickdarm:

▲ Partnerorgan der Lunge.

▲ Er ist zuständig für die Ausscheidung von Stoffwechselschlacken.

▲ Die Fähigkeit »loszulassen«.

Milz (Pankreas):

▲ Die Milzfunktion im östlichen Sinne und die Funktion der Bauchspeicheldrüse im westlichen Sinne sind nahezu identisch.

▲ Die Milz überwacht die gesamte Verdauung einschließlich des Speichels, des Magens und der Gallensekretion.

▲ Sie beeinflusst wesentlich das Erscheinungsbild eines Menschen.

Magen:

▲ Der Magen ist das Partnerorgan der Milz.

▲ Er ist zuständig für die Aufnahme, das Konzentrieren und Verarbeiten der zugeführten Nährstoffe und führt die »geistige Verarbeitung und Verdauung«.

▲ Gut »geerdet« und verlässlich.

Herz:

▲ Zentrum der Gefühle und des Bewusstseins.

▲ Es regiert über alle anderen Organe und zeigt Anpassungsreaktionen auf äußere Sinneseindrücke und Regulation des Blutkreislaufes bzw. der Blutkörperchen.

▲ Freude, Hektik.

Dünndarm:

▲ Partnerorgan des Herzens.

▲ Umwandlung der Nahrungsmittel in Energie, der Zustand des Blutes und des Bindegewebes lässt Rückschlüsse auf die Funktion des Dünndarmes zu.

▲ Gefühlsmäßige Ausgeglichenheit und innere Stärke.

Niere:

▲ Verantwortlich für die Funktion der Energiekreisläufe.

▲ Speicher der Chi-Energie für alle anderen Organsysteme:
Geburt, Wachstum und allgemeine Entwicklung werden von der Niere überwacht und gesteuert.

▲ Lebenskraft und Zielgerichtetheit.

Blase:

▲ Partnerorgan der Niere.

▲ Regulierung des Flüssigkeitshaushaltes, Erneuerung der Körperflüssigkeiten.

▲ Lebensmut.

Kreislauf:

▲ Freude und Vergnügen.

▲ Enge Verbindung mit den einströmenden Gefühlen, insofern hat der Kreislauf eine herzschützende Wirkung.

▲ Er ist mittragend beim Aufbau von gefühlsmäßigen Beziehungen.

Dreifacher Erwärmer:

▲ Partnerorgan des Kreislaufs.

▲ Verteilung von Energie, Blut und Wärme im gesamten Körper. »Supporter«.

Leber:

▲ Lebensplanung.

▲ Die Leber ist ein Blutspeicherorgan und wichtig für das freie Fließen der Chi-Energie.

▲ Einfalls- und Ideenreichtum.

Gallenblase:

▲ Partnerorgan der Leber.

▲ Speicher der Gallenflüssigkeiten, die in der Leber hergestellt werden.

▲ Umsetzung von Ideen in die Praxis.

Ursprung, Entstehung und Wirkung

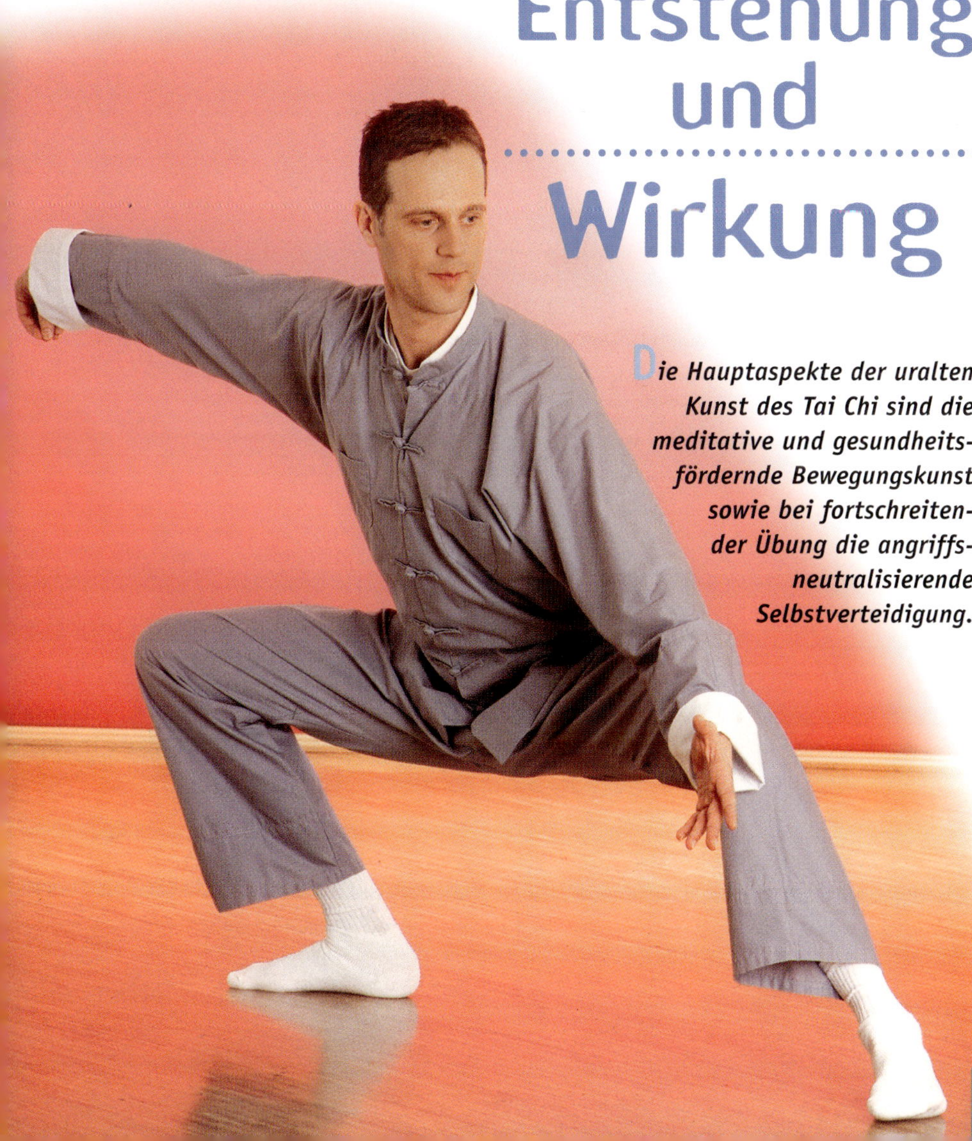

Die Hauptaspekte der uralten Kunst des Tai Chi sind die meditative und gesundheitsfördernde Bewegungskunst sowie bei fortschreitender Übung die angriffsneutralisierende Selbstverteidigung.

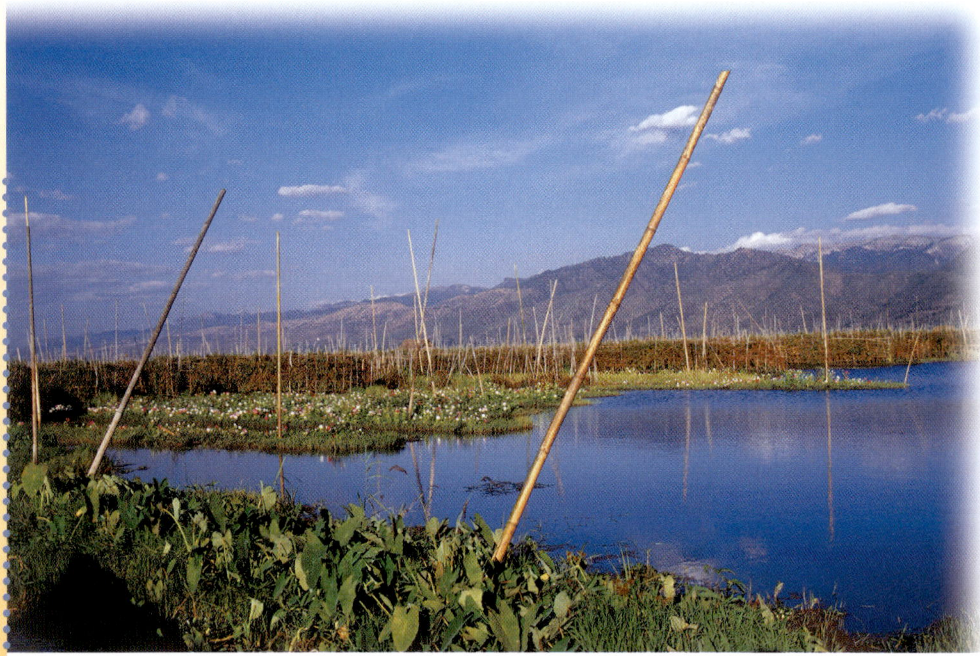

Yin und Yang

Viele der bildhaften Beschreibungen im Alten China basieren auf erstaunlich genauen Beobachtungen der Natur und in ihr stattfindenden Lebensvorgängen. Schon früh setzte sich beispielsweise die Erkenntnis durch, dass alles Leben und das gesamte Universum sich aus einer Einheit, dem Tao, gebildet hat und alle Erscheinungen einem ständigen Wechsel und einer Veränderung folgen. Hierfür ursächlich sind die beiden scheinbar gegensätzlichen, in Wirklichkeit sich ergänzenden und ständig abwechselnden polaren Kräfte Yin und Yang, aus denen das Tao letztendlich besteht. Deren rhythmischer Wechsel bedingt alles Leben und hält es sozusagen durch ausgleichende Phasen in Bewegung: So wie auf Aktivität Ruhe folgen muss und auf die Zeit der »pulsierenden« Lebendigkeit und des blühenden Wachsens im Sommer die ruhige Winterzeit und umgekehrt.

Ruhe und Bewegung

Durch die *Grundhaltung* im Tai Chi wird nun die Einheit und Verbindung mit Erde und Himmel hergestellt durch entspanntes Sich-Öffnen. Gerade die Details der Kombinationen von ruhiger Körperhaltung und genauen Gelenkstellungen zueinander haben hier oft größte Bedeutung, um den Energiefluss anzuregen. Die *fließenden Bewegungen* in der Tai-Chi-Form, die man sowohl betont langsam aber auch sehr schnell ausüben kann, sind hingegen eine harmonische Aneinanderreihung von 37 Stellungen

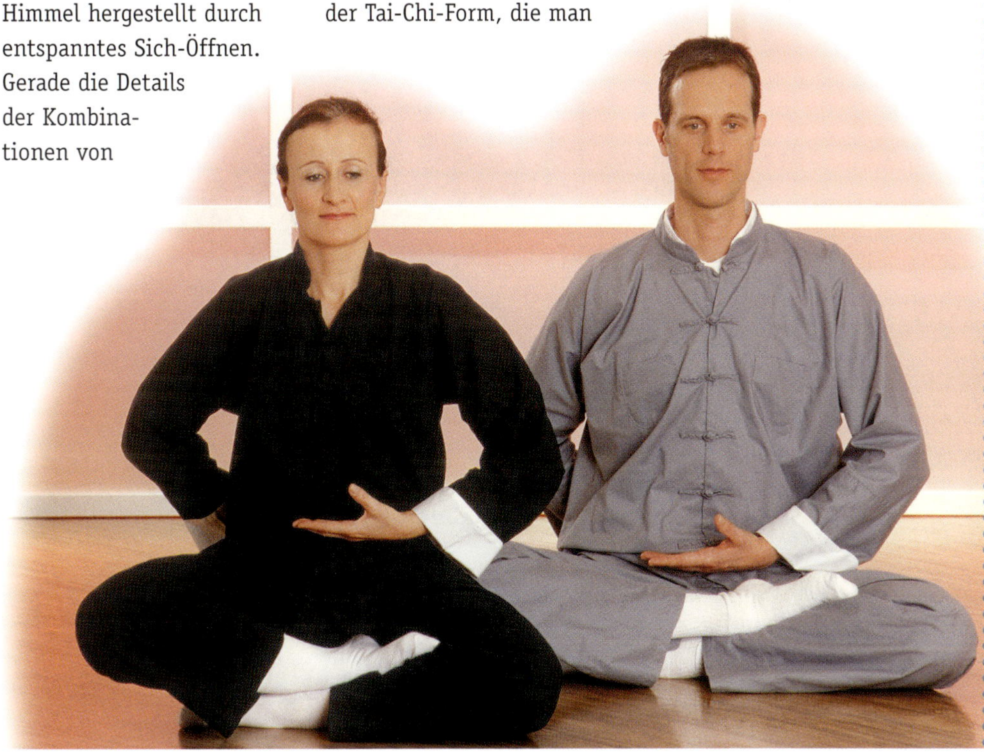

mit sehr bildhaften Bezeichnungen wie zum Beispiel »Der Kranich breitet die Flügel aus« oder »Das Pferd locken«.
Diese setzen das Prinzip von Yin und Yang um: durch genau festgelegte Vorwärts- und Rückwärtsschritte mit kontinuierlicher Gewichtsverlagerung, durch hohe und tiefe Stellungen, durch Öffnen und Schließen der Hände usw.
Auf diese Weise haben Sie mit dem Üben des Tai Chi die Möglichkeit, die Urvoraussetzungen und grundlegenden Lebensrhythmen gerade in unserem von Hektik geprägten Alltag umzusetzen. Sie sorgen so für optimale Gesundheitsförderung, Lebensenergie und inneres Gleichgewicht. Zudem gewinnen Sie durch die abwechslungsreichen Bewegungen Spaß an der körperlichen Betätigung.

Wirkungen

Wenn Sie kontinuierlich wenige Minuten täglich üben, sind folgende Wirkungen zu spüren:

- **Entwicklung und Wachsen von Körperenergie durch Entspannung in der Bewegung**
- **Förderung des Gleichgewichtsgefühls und der körperlichen Stabilität**
- **Aktivierung der Herz-Kreislauf- und der Organfunktionen**
- **Stärkung der Selbstheilungs- und Abwehrkräfte**
- **Zunahme der Reaktions- und Konzentrationsfähigkeit**
- **mehr innere Gelassenheit und Leichtigkeit**
- **Meditation in der Bewegung und defensive Selbstverteidigung bei fortgeschrittener Übung**

Für wen ist Tai Chi geeignet?

▲ Tai Chi kann von jedem erlernt werden, von Kindern ab dem fünften Lebensjahr ebenso wie von Menschen in höherem Lebensalter.
▲ Auch die körperliche Verfassung spielt normalerweise keine Rolle. Üben Sie jedoch nur, wenn Sie ausgeruht sind.
▲ Besonders geeignet ist es für Menschen, die in Stressberufen arbeiten oder wenig Gelegenheit haben, sich körperlich zu bewegen.
▲ Sie benötigen keine spezielle Ausrüstung und können es zu Hause oder im Freien üben, für sich oder als Partnerübungen.
Wichtig: Die gewünschten Wirkungen von Tai Chi können Sie nur erreichen, wenn Sie regelmäßig üben.

Chi Kung (Qi Gong)

Chi Kung oder Qi Gong heißt wörtlich übersetzt »Energieübung«. Gemeint ist hingegen im weitesten Sinne »die Pflege und Entwicklung des Lebens sowie der Lebenskreisläufe«. Das gibt uns schon eindeutige Hinweise auf dessen weitreichende Bedeutung. Es ist zum Beispiel gemäß der traditionellen chinesischen Medizin eine wichtige Unterstützung für unsere Gesunderhaltung und die Regeneration bei bereits bestehendem Kranksein. Zudem fördert es die körperliche, geistige und persönliche Entwicklung.
Speziell hierfür wurden deshalb in früher Zeit vielerlei körperliche und meditative Übungen ausgedacht, die auf »energieentwickelnden« Körperhaltungen und Bewegungsfolgen beruhen und die man mit sich öffnendem Bewusstsein und im natürlichen Rhythmus des Atmens ausführt.

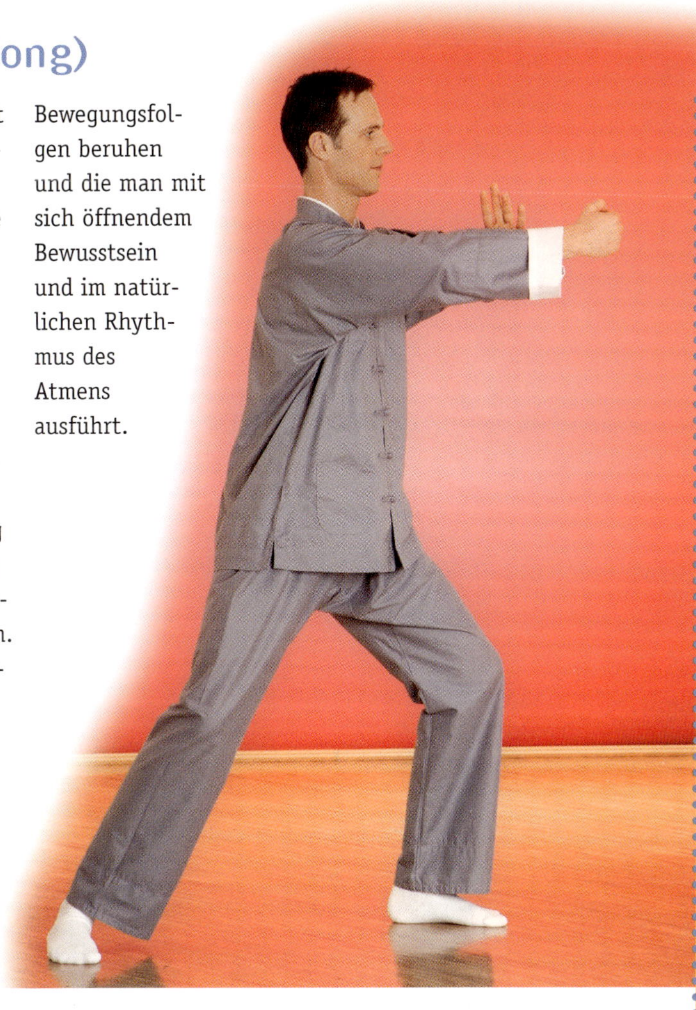

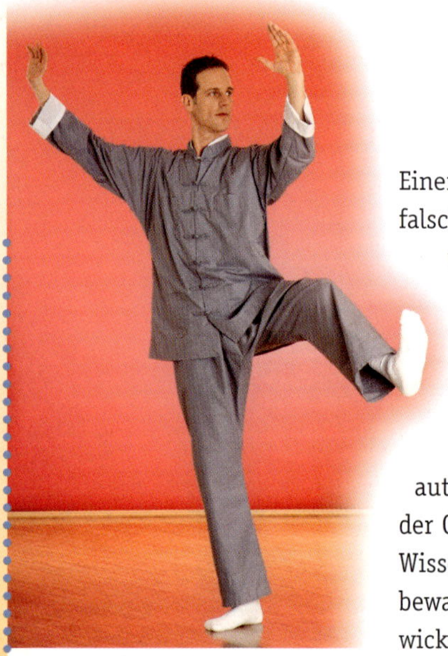

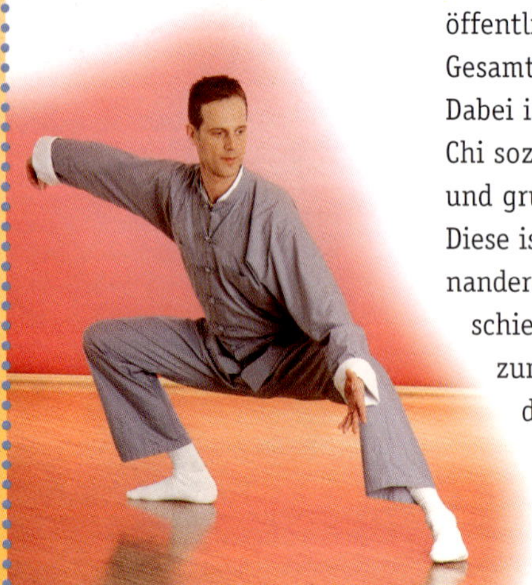

Einem Energieverlust durch falsche oder blockierte Bewegungen wurde damit entgegengewirkt.

Im Tai Chi sind es vor allem die so genannten Familien-Stile wie zum Beispiel der alte authentische Yang-Stil oder der Chen-Stil, welche dieses Wissen über Jahrhunderte bewahrt und weiterentwickelt haben und im Gegensatz zu dem vereinfachten öffentlichen Tai Chi in ihrer Gesamtheit weitergeben. Dabei ist die »Form« des Tai Chi sozusagen die wichtigste und grundlegendste Übung. Diese ist eine nahtlose Aneinanderreihung von 37 verschiedenen Stellungen mit zum Teil mehreren Wiederholungen. Sie besteht repräsentativ aus drei Teilen für die Erde, den Menschen und den Himmel.

Tipps:

- **Tai Chi hat sehr viel mit Leichtigkeit und Leichtwerden zu tun.**
  Wenn Sie während des Übens ein entspanntes Lächeln haben, ist auch ihr übriger Körper viel entspannter und fühlt sich zunehmend leichter an. Stellen Sie sich vor, dass Sie sich und der Welt ein freundliches Lächeln schenken.
- **In der richtigen Art und Weise ausgeübt, sind die Körperhaltungen und Bewegungen rund und ballförmig. Dies öffnet die Energieleitbahnen für unsere Lebensenergie und lässt uns elastisch werden wie ein Ball, der vom Boden springt oder an dem unangenehme Dinge wie Negativstress einfach abprallen.**

Die 12 Tao-Übungen

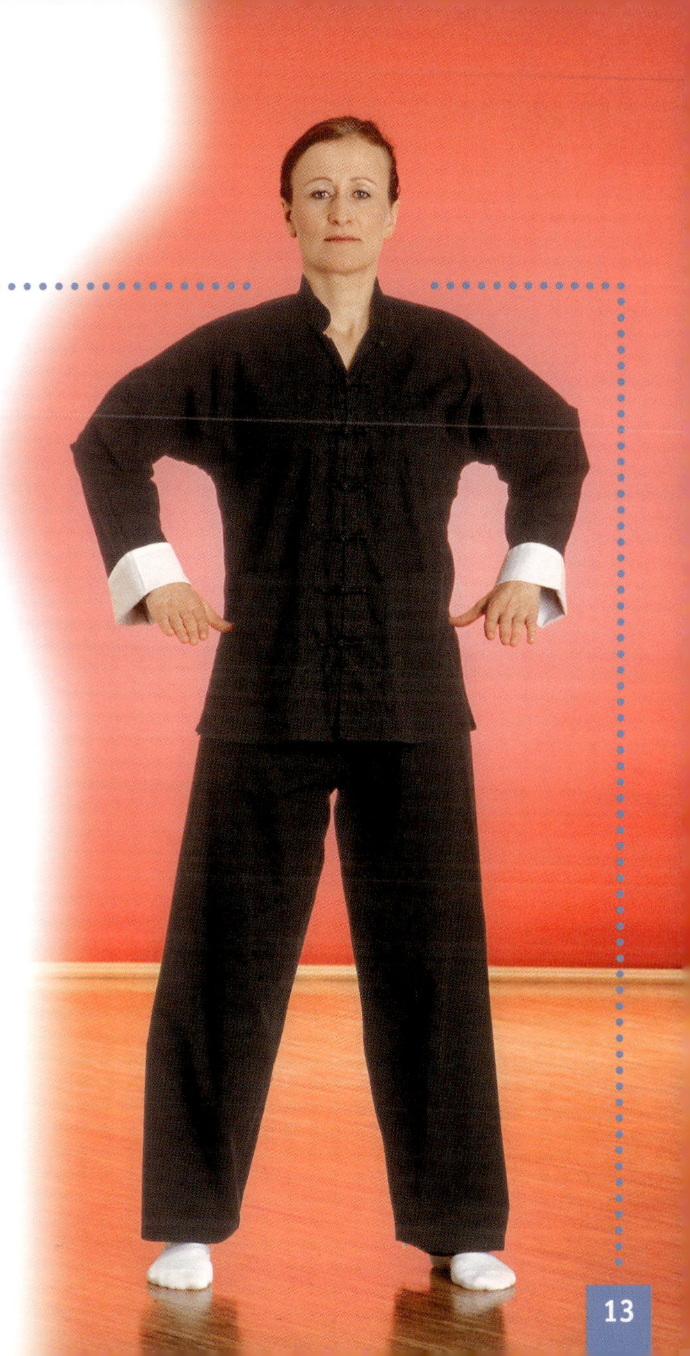

Die folgenden Übungen entstammen einer jahrhundertealten Tradition und sind eine gute Vorbereitung und eine Einstiegsmöglichkeit. Mit ihnen können Sie auf leichte Art und Weise Ihr körperliches und geistiges Wohlbefinden verbessern. Achten Sie auf eine möglichst korrekte und gleichzeitig entspannte Ausführung, denn wirklich jedes Detail hat seine mehr oder weniger große Bedeutung.

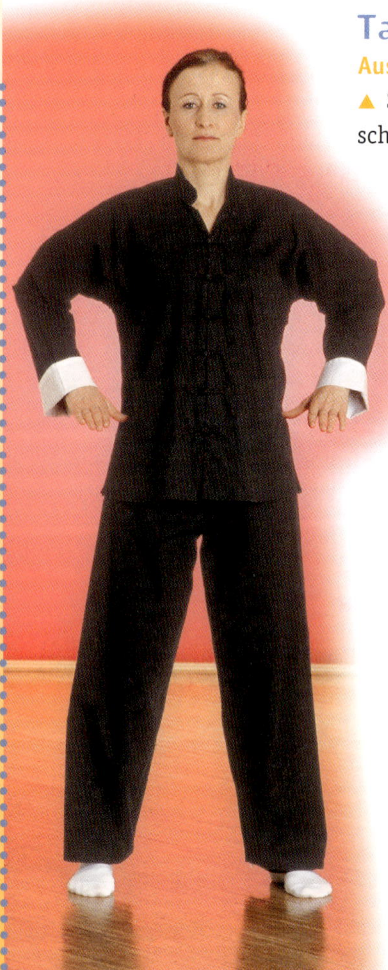

Tai Chi Yin-Yang

Ausgangsposition:

▲ Sie stehen aufrecht mit schulterbreit geöffneten Füßen, die Schultern sind entspannt herabfallend. Hals und Kopf sind locker gestreckt, das Kinn ist leicht zur Brust gezogen.

▲ Wenden Sie nun die Hand-Innengelenke nach hinten, bis sich die Ellbogen zur Seite nach außen drehen. Heben Sie dabei die Unterarme ohne die Schultern an, so dass beide nach innen gerichtete Daumen Kontakt mit den Hüftgelenken bekommen. Die Handflächen werden aufgestellt und die Fingerspitzen zeigen jetzt nach vorn.

Ausführung:

▲ Beugen Sie die Knie und kippen Sie dabei das untere Becken nach vorn. Führen Sie gleichzeitig beide Arme mit den zum Boden zeigenden Handflächen halbbogenförmig nach unten.

▲ Strecken Sie die Knie und bewegen Sie die Arme nach oben, um mit Erreichen der Kopfhöhe die Hände locker hängen zu lassen. In dieser Position die Handflächen nach vorn zeigend aufstellen und mit erneuter Beuge- und Streckbewegung der Knie die Arme wieder bogenförmig

Info

Die Ellbogen bleiben bei der Auf- und Abwärtsbewegung nach außen gerichtet und die Handgelenke sind immer schulterbreit voneinander entfernt.

zum Ausgangspunkt zurückführen. Die Daumen haben jetzt wieder Kontakt mit den Hüftgelenken.

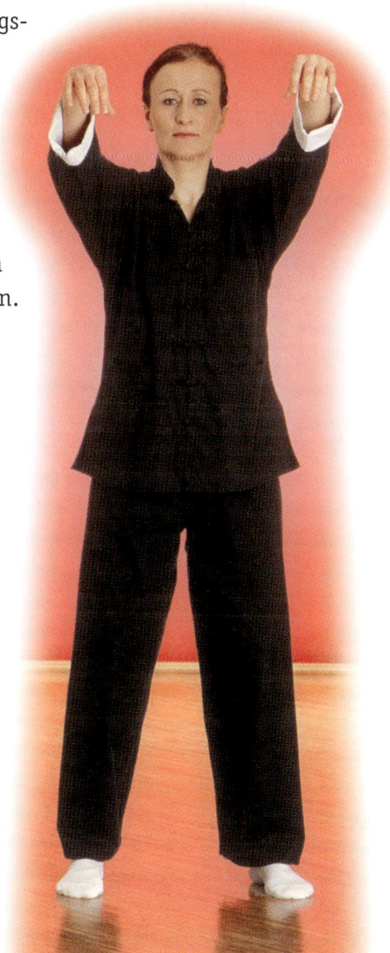

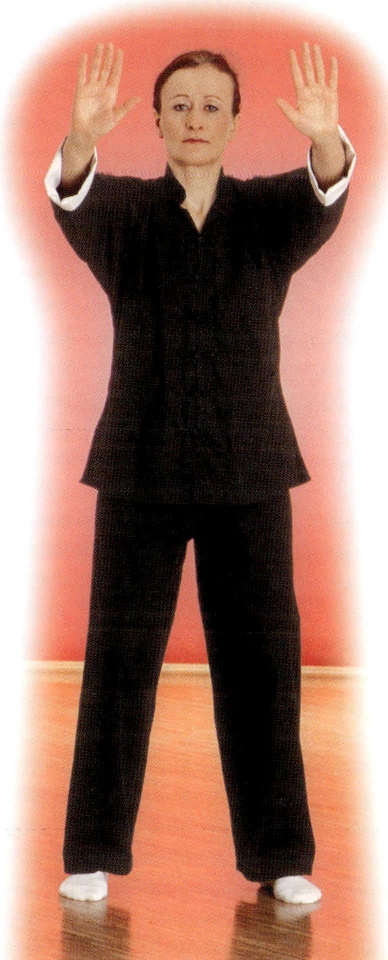

Öffnen und Schließen der Arme

Ausgangsposition:

▲ Bei dieser Tao-Übung sind die Füße parallel und etwas mehr als schulterbreit voneinander entfernt. Das Körpergewicht ist gleichmäßig auf beide Füße verteilt.

▲ Lassen Sie nun Ihre Knie langsam nach vorn sinken, bis sich von oben betrachtet die Kniespitzen direkt über den Zehen befinden. Gleichzeitig wird das untere Becken so weit nach vorn gekippt, bis man mit der Hand hinten an der Brust- und Lendenwirbelsäule flach nach unten streichen kann, das heißt, die Wirbelsäule ist jetzt in einer natürlich gestreckten geraden Stellung.

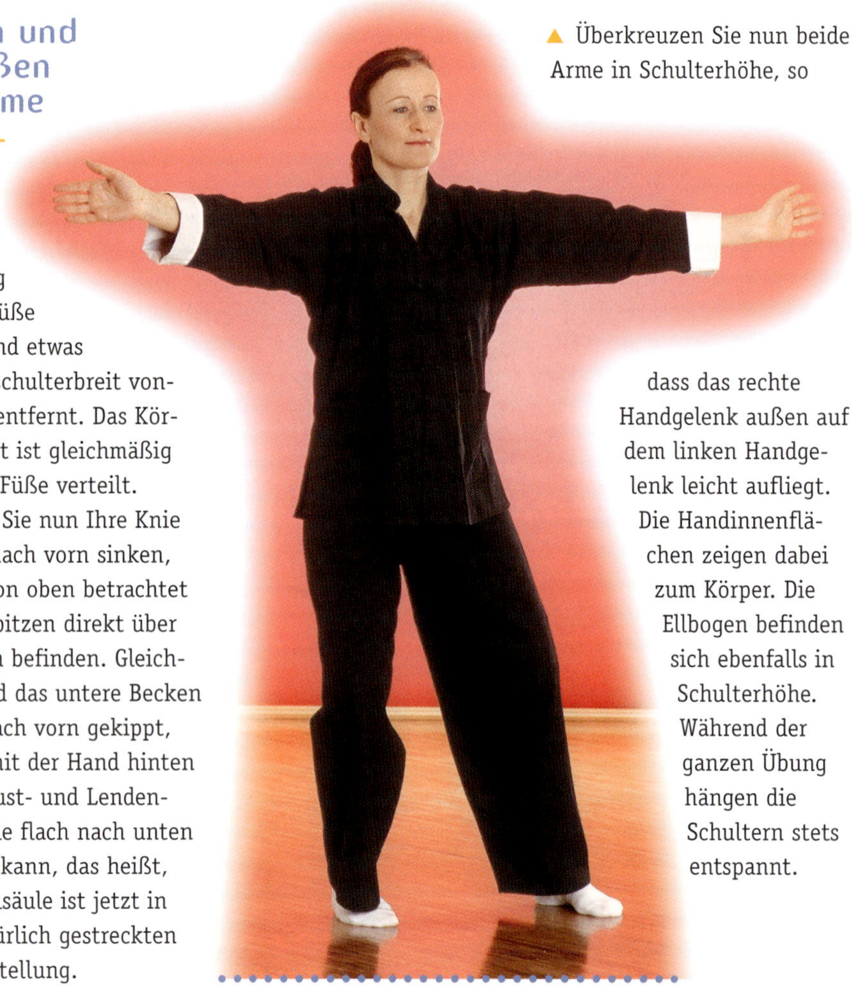

▲ Überkreuzen Sie nun beide Arme in Schulterhöhe, so dass das rechte Handgelenk außen auf dem linken Handgelenk leicht aufliegt. Die Handinnenflächen zeigen dabei zum Körper. Die Ellbogen befinden sich ebenfalls in Schulterhöhe. Während der ganzen Übung hängen die Schultern stets entspannt.

Ausführung:

▲ Verlagern Sie das Körpergewicht langsam auf das rechte Bein, indem Sie durch eine Hüftbewegung zur rechten Seite den gesamten Oberkörper über das rechte Bein »schieben«. Oberkörper und Becken bleiben dabei eine Einheit und werden nicht gegeneinander verdreht oder gekippt. Gleichzeitig werden die Arme weit und bogenförmig geöffnet.

▲ Drehen Sie jetzt die Handflächen noch weiter zurück, so dass die Handinnengelenke nach vorn zeigen.

▲ Verlagern Sie das Gewicht vom rechten auf das linke Bein und führen Sie die beiden Handinnengelenke zueinander, bis sich beide Hände wieder wie bei der Ausgangsposition oberhalb des linken Knies kreuzen.

▲ Nach der fünften Ausführung mit Rechtsbewegung und Öffnen der Arme werden die Hände vor der Körpermitte zusammen geführt, das Gewicht ist wieder gleichmäßig auf beide Beine verteilt.

▲ Nehmen Sie jetzt das linke Handgelenk nach außen und üben Sie fünfmal zur linken Seite.

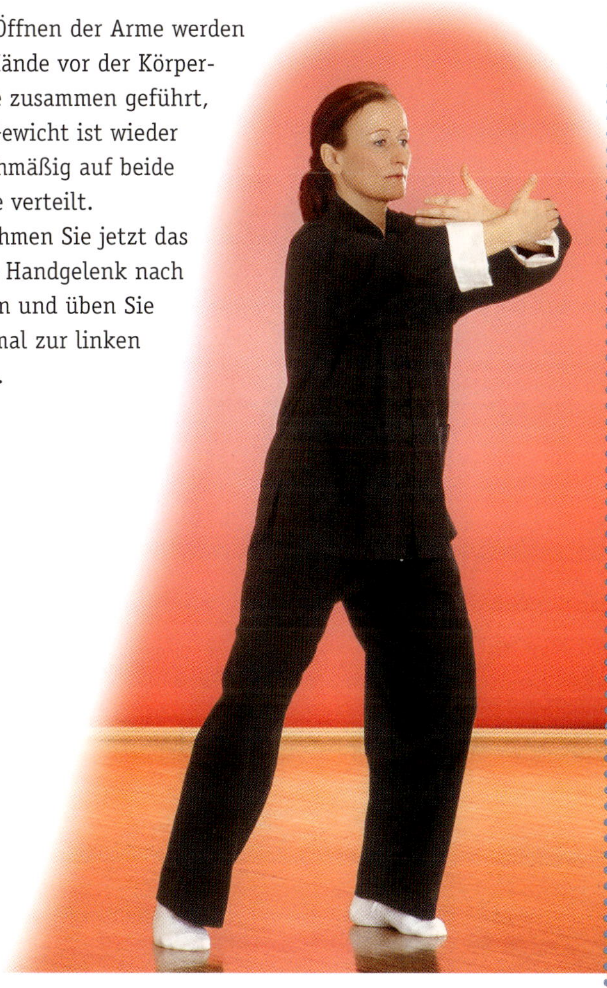

Meereswellen

Ausgangsposition:

▲ Die Füße sind wie bei Übung »Öffnen und Schließen der Arme« parallel und etwas mehr als schulterbreit voneinander entfernt. Das Körpergewicht befindet sich auf dem rechten Bein und der rechte Arm wird mit leicht angewinkeltem Ellbogen gerade nach vorn ausgestreckt. Die rechte Hand ist oberhalb der Stirn und hängt locker herab.

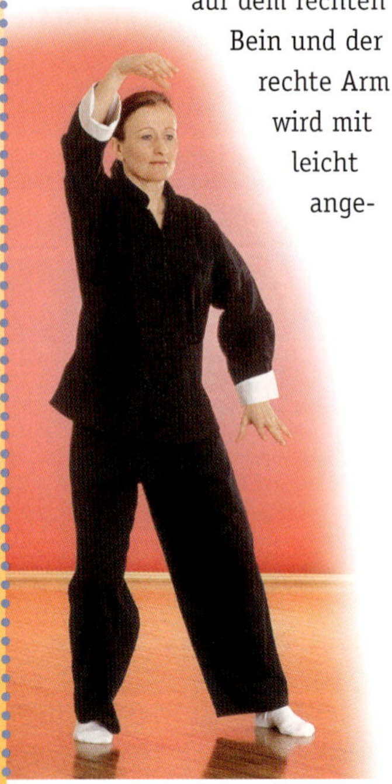

▲ Der Ellbogen des linken Armes zeigt nach außen. Der Unterarm ist senkrecht, der Winkel von Ober- und Unterarm beträgt etwa 45 Grad. Durch Aufstellen der linken Handfläche zeigen die Fingerspitzen nach vorn und der Daumen zur linken Hüftbeuge.

Ausführung:

▲ Bewegen Sie den gesamten Oberkörper vom unteren Becken ausgehend zum linken Bein hin und wechseln Sie dabei gleichzeitig die Armstellung: Der linke Arm geht mit herabhängender Handfläche nach vorn und oben, während der rechte Arm mit aufgestellter Handfläche nach unten zum Körper zurück geführt wird. Die

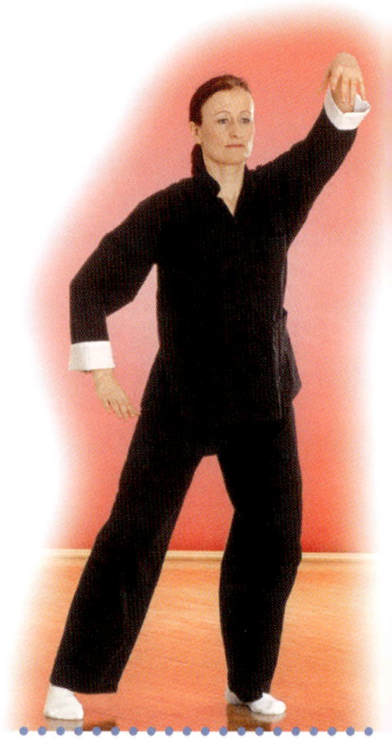

Position ist nun seitenverkehrt. Wechseln Sie wieder zur anderen Seite.

▲ Nachdem Sie das zehnte Mal in die Grundstellung gegangen sind, das heißt, der rechte Arm ist vorn und oben und das Körpergewicht befindet sich auf dem rechten Bein, kehren Sie in die Mitte zurück. Sie stehen nun locker und gerade mit entspannt hängender Armhaltung.

Die Flügel nach links und rechts ausbreiten

Ausgangsposition:

▲ Die Füße sind etwas mehr als schulterbreit auseinander und parallel. Die Knie lassen Sie bis oberhalb der Zehenspitzen nach vorn sinken.

▲ Beide Arme werden kreisrund mit nach außen gedrehten Handinnenflächen vor dem Körper gehalten. Die Handgelenke befinden sich etwa auf Nabelhöhe, die Schultern fallen entspannt herab.

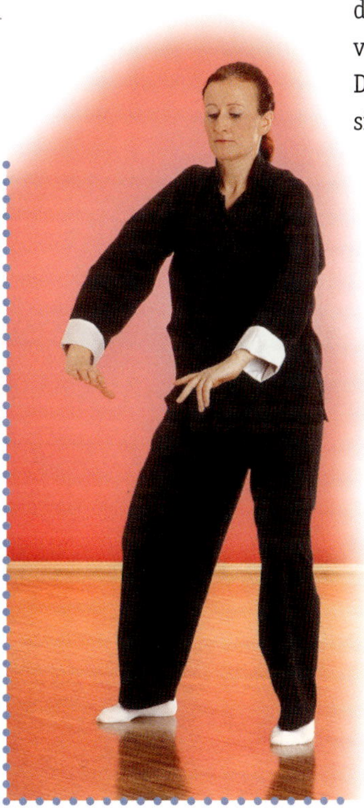

Ausführung:

▲ Verlagern Sie das Körpergewicht zuerst auf das linke Bein. Dabei erfolgt gleichzeitig eine Hüft- und Körperdrehung nach links und das Aufstellen des rechten Fußes auf den Ballen.

▲ Heben Sie die Arme nach vorn oben streckend von den nach außen gedrehten Handgelenken ausgehend an. Die rechte Hand befindet sich am Ende des Bewegungsablaufes oberhalb des Kopfes, die linke in Schulterhöhe.

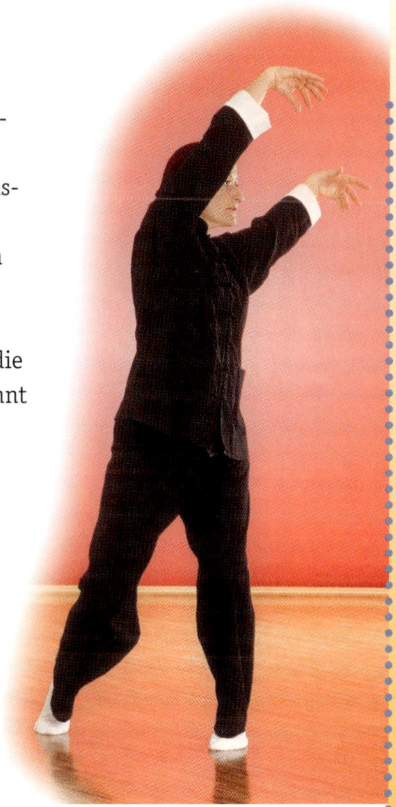

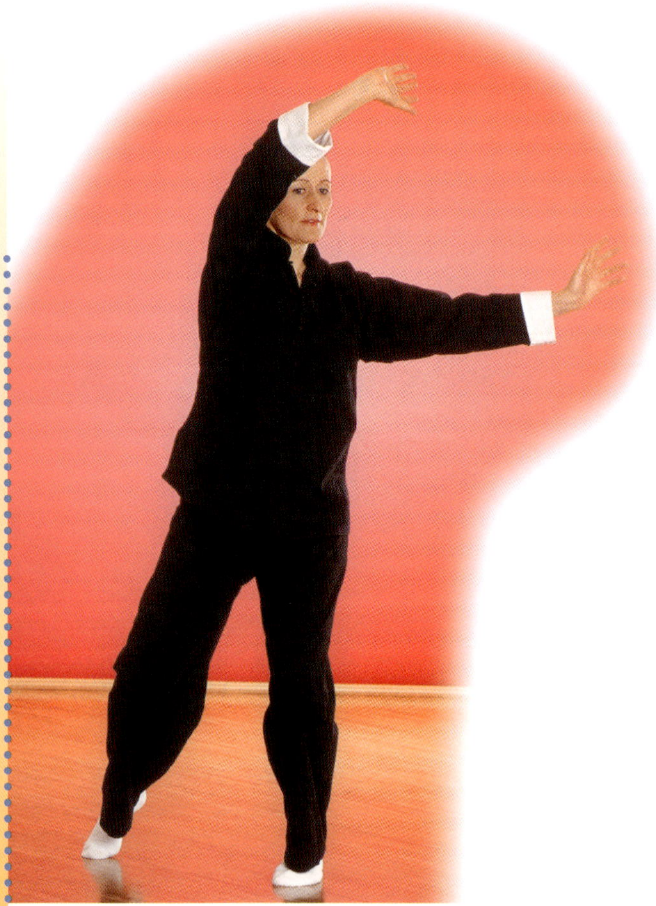

▲ Kehren Sie nun von den nach innen gedrehten Handgelenken ausgehend in die Ausgangsstellung zurück. Durch das Verlagern des Körpergewichtes auf das rechte Bein mit einer gleichzeitigen Hüft- und Körperdrehung nach rechts führen Sie die Übung in der gleichen Weise zur anderen Seite aus.

Wassermühlenrad

Ausgangsposition:

▲ Die Füße stehen parallel und schulterbreit wie bei der Übung auf Seite 14. Die Hände befinden sich ebenfalls in der gleichen Position.

▲ Die Handinnenflächen zeigen während der ganzen Übung zum Boden. Die Fingerspitzen sind nach vorn gerichtet und die Daumen zeigen zueinander. Die Ellbogen bleiben immer zur Seite ausgerichtet, die Schultern lassen Sie angenehm entspannt.

Ausführung:

▲ Während Sie nun mit der Einatmung beginnen, lassen Sie zuerst den Kopf und anschließend den gesamten Oberkörper langsam abrollend nach vorn und unten sinken. Dabei streifen Sie gleichzeitig mit beiden anliegenden Handinnengelenken »als Führung« den Körper und an beiden Beinen entlang nach unten, als würden Sie eine Luftsäule sanft nach unten drücken.

▲ Mit Erreichen der Knie- bzw. Fußgelenke endet die Einatmung.

▲ Beide Arme werden bei gleichzeitiger Ausatmung und schwunghaftem Aufrichten des Oberkörpers impulsartig bis leicht über Stirnhöhe nach vorn und oben geführt.

▲ Danach in die Ausgangsposition zurückkehren.

▲ Nach der zehnten Wiederholung die Arme nach unten sinken lassen und kurz in dieser Stellung entspannt ruhen.

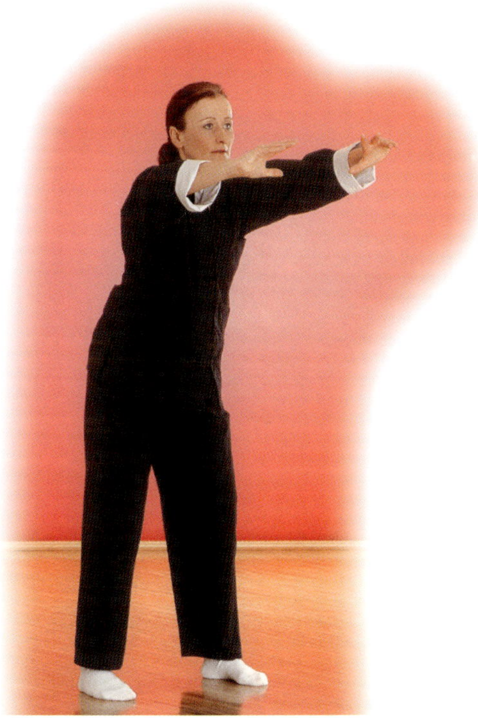

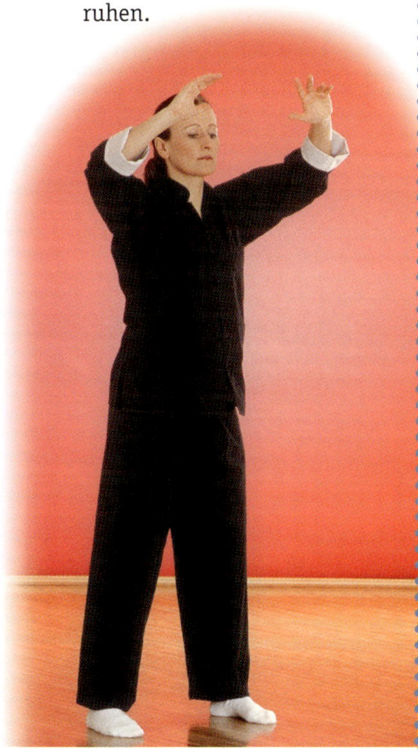

Das Nashorn schaut in den Mond

Ausgangsposition:

▲ Fußstellung wie bei der Übung auf Seite 14.
Beide Arme werden in großem Bogen bis auf Schulterhöhe angehoben und vor der Brust zusammengeführt. Die Hände mit den Fingern ineinander verschränken, die Daumenkuppen berühren sich.

▲ Jetzt die Handinnenflächen nach außen drehen, die Arme bleiben sanft nach vorn gestreckt und leicht gebeugt. Die Ellbogen weisen zur Seite.

Ausführung:

▲ Beugen Sie sich mit dem Oberkörper bei gleichzeitiger Einatmung nach vorn und lassen Sie die Arme und Handrücken vor der Brust, als ob Sie mit den nach außen gedrehten Handinnenflächen etwas sanft von Ihrem Körper wegschieben wollten.

▲ Drehen Sie den gebeugten Oberkörper von der Hüfte bzw. dem Becken aus nach links, bis dieses spürbar »einrastet«. Den Oberkörper an dieser Stelle keinesfalls weiter gegen die Hüfte drehen, hier endet auch die Einatmung.

▲ Berühren Sie mit den Daumenspitzen das linke Bein und richten Sie den Oberkörper langsam wieder auf. Die Daumen streifen dabei am Bein entlang nach oben.

▲ Sobald der Oberkörper wieder gerade ist, verlagern Sie kurz Ihr Körpergewicht auf das hintere rechte Bein, neigen den Kopf leicht nach hinten und atmen stoßartig »entladend« aus.

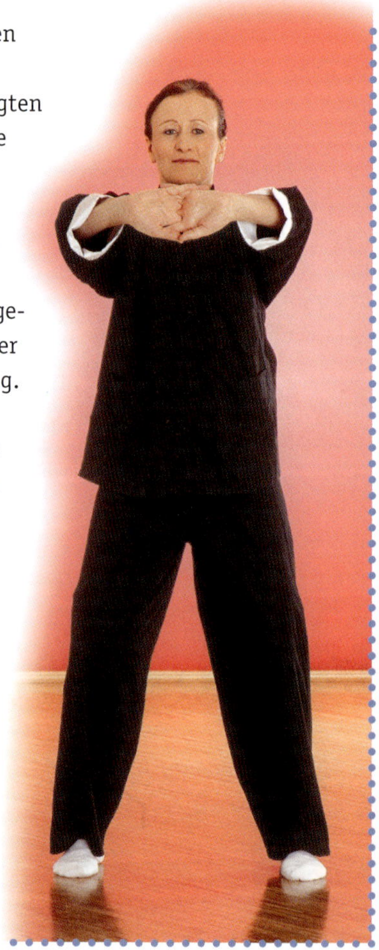

▲ Anschließend beugen Sie den Oberkörper wieder nach vorn und fahren dabei mit den Daumenspitzen am linken Bein entlang nach unten. Drehen Sie nun den Oberkörper von der Hüfte bzw. dem Becken nach rechts, bis Sie ein »Einrasten« auf der rechten Seite bemerken. Nun wieder Daumenkontakt zum rechten Bein, Aufrichten des Körpers, Gewichtsverlagerung auf das hintere linke Bein und stoßartiges Ausatmen.

▲ Nach der fünften Wiederholung von jeweils einer Rechts- und Linksdrehung mit abschließender Ausatmung auf der linken Seite drehen Sie den Oberkörper im aufrechten Stand nur noch nach vorn. Dabei lösen Sie die verschränkten Hände und lassen beide Arme zur Körperseite sinken. Kurz in dieser Position ruhen und entspannen.

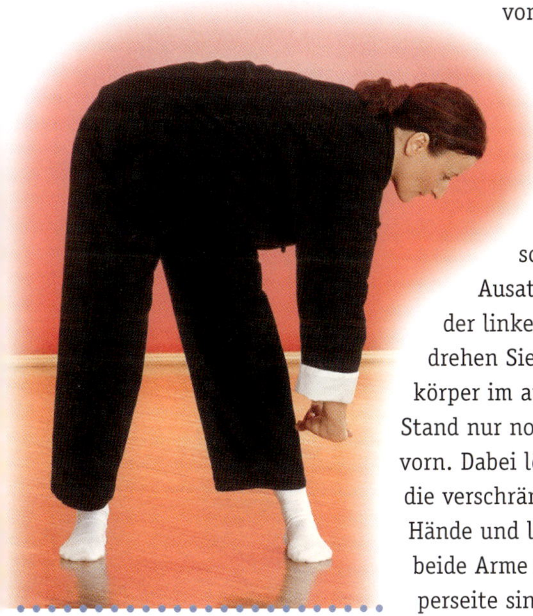

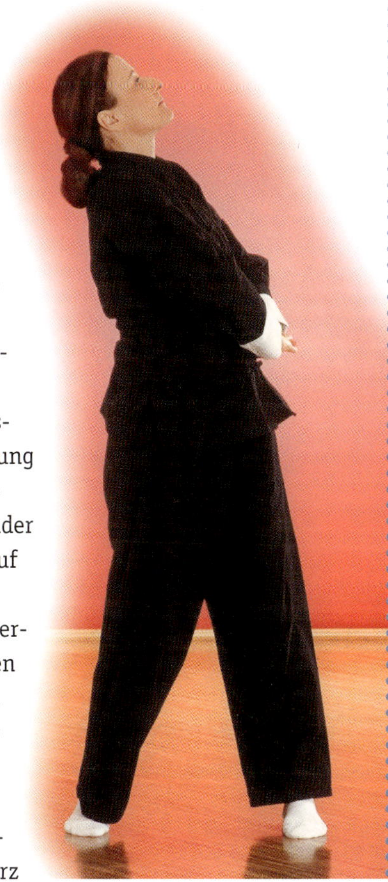

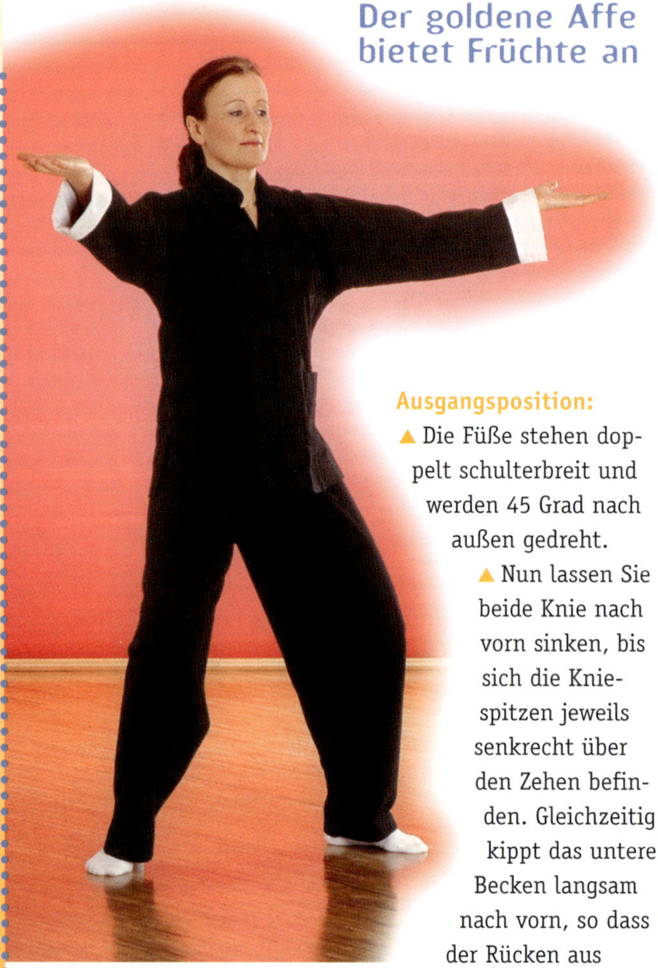

Der goldene Affe bietet Früchte an

Ausgangsposition:

▲ Die Füße stehen doppelt schulterbreit und werden 45 Grad nach außen gedreht.

▲ Nun lassen Sie beide Knie nach vorn sinken, bis sich die Kniespitzen jeweils senkrecht über den Zehen befinden. Gleichzeitig kippt das untere Becken langsam nach vorn, so dass der Rücken aus seiner Hohlkreuzstellung geht und gerade wird. Das Körpergewicht ist jetzt lotrecht genau zwischen den beiden Fersen bzw. Fußmitten.

▲ Die Arme werden seitlich neben dem Körper so angehoben, dass sich die Handgelenke mit flach nach oben zeigenden Handinnenflächen in Schulterhöhe befinden. Die Ellbogen sind angewinkelt und befinden sich senkrecht über den Knien.

Ausführung:

▲ Führen Sie beide Arme von den Handkanten ausgehend vor der Körpermitte in Schulterhöhe zusammen und legen Sie die Handinnenflächen aufeinander.

▲ Lassen Sie jetzt Ihren Oberkörper schwunghaft nach vorn unten fallen, indem Sie von den Ellbogen und den Handkanten

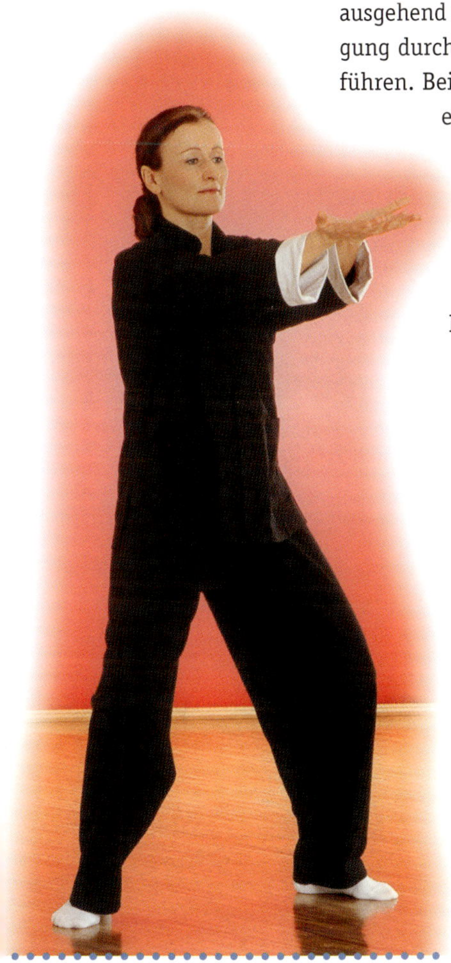

ausgehend eine Schlagbewegung durch die Beine ausführen. Bei dieser Bewegung einatmen.

- Richten Sie nun den Oberkörper schwunghaft auf, bis sich Ihre Hände wieder vor der Körpermitte in Schulterhöhe befinden.
- Während Sie die Handinnenflächen jetzt wieder zur Seite öffnen und die Arme langsam in die Ausgangsstellung führen, wird der Kopf leicht nach hinten geneigt und stoßartig ausgeatmet.

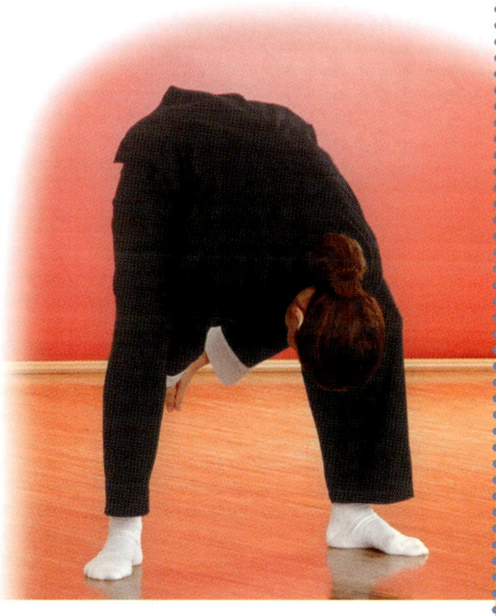

Die heilige Schildkröte paddelt

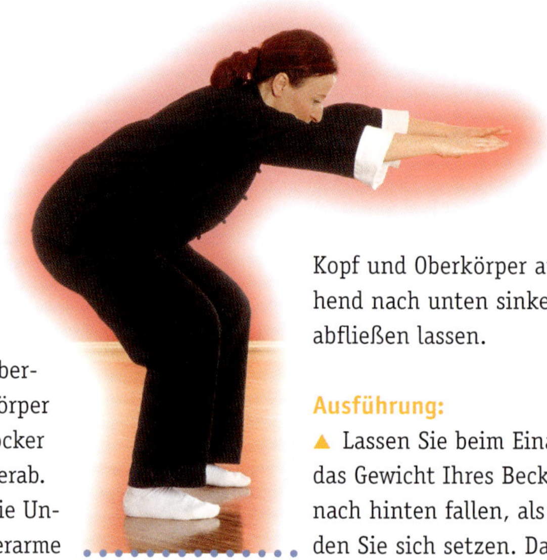

Ausgangsposition:

▲ Die Füße stehen parallel und sind etwas mehr als schulterbreit geöffnet.

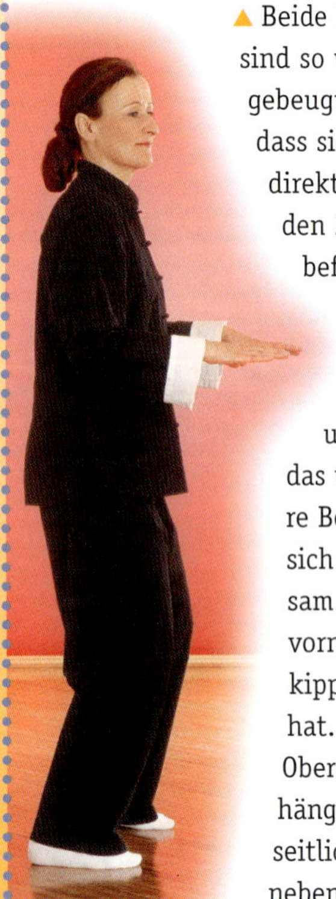

▲ Beide Knie sind so weit gebeugt, dass sie sich direkt über den Zehen befinden und das untere Becken sich langsam nach vorn gekippt hat. Die Oberarme hängen seitlich neben dem Oberkörper locker herab. Die Unterarme werden nach vorn angehoben und sind jetzt parallel zum Boden. Während der nun folgenden Bewegung bleiben die Handinnenflächen immer zum Boden gerichtet und die Fingerspitzen zeigen immer nach vorn.

▲ Das Kinn ist leicht zur Brust gezogen, so dass die Kopfhaltung gerade ist und die Halswirbelsäule sanft gedehnt und gestreckt wird.

▲ Versuchen Sie auch in dieser Stellung Ihre Mitte zu »fühlen«, indem Sie Ihr Körpergewicht gedanklich vom Kopf und Oberkörper ausgehend nach unten sinken und abfließen lassen.

Ausführung:

▲ Lassen Sie beim Einatmen das Gewicht Ihres Beckens nach hinten fallen, als würden Sie sich setzen. Dabei wird der Oberkörper nach vorn ausgerichtet und gestreckt. Schieben Sie die Arme mit zur Seite ausgebreiteten Ellbogen ebenfalls nach vorn, bis sie fast gestreckt sind. Den Kopf dabei nur leicht aufstellen.

▲ Sie gehen in die Ausgangsstellung zurück, indem Sie den Oberkörper wieder aufrichten und das Becken zur Mittellinie zurückschieben. Gleichzeitig beide Arme von den Ellbogen ausgehend zum Körper zurückführen und dabei zügig ausatmen.

Pa Kua

Ausgangsposition:

▲ Fuß- und Kniestellungen wie bei der Übung auf Seite 26. Der Schwerpunkt des Körpergewichtes liegt genau auf der Mittellinie zwischen den beiden Fußmitten.

▲ Legen Sie Ihre gewölbte rechte Handfläche so auf den Bauch, dass sich der Bauchnabel in der Mitte zwischen dem leicht abgespreizten Daumen und dem Zeigefinger befindet. Anschließend die linke gewölbte Handfläche auf die rechte auflegen. Beide locker gestreckten Daumen haben jetzt mit den Kuppen Kontakt. Die Arme werden mit nach außen gerichteten Ellbogen möglichst rund gehalten, die Schultern fallen entspannt herab.

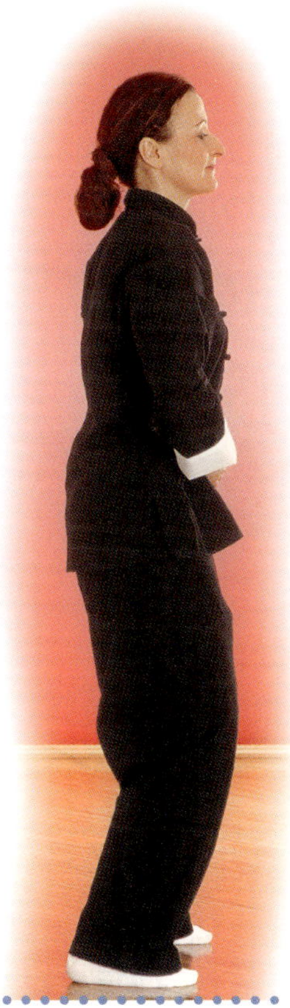

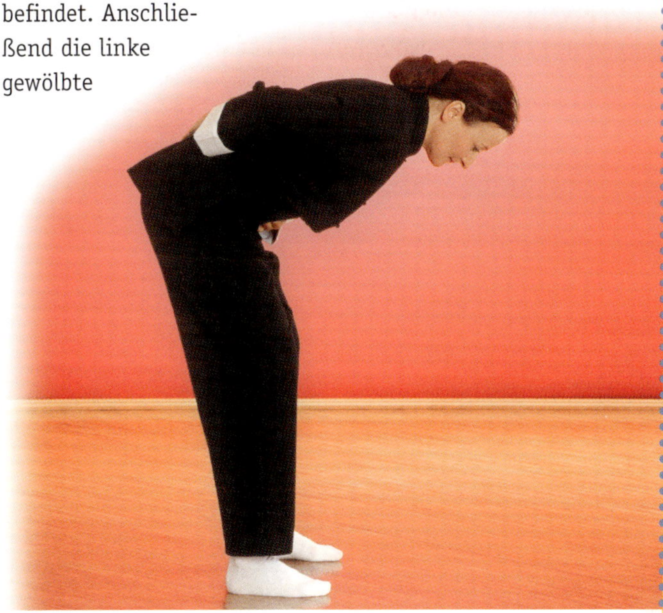

Ausführung:

▲ Der Bewegungsablauf ähnelt dem Versuch, einen auf der Handinnenfläche liegenden Teller vom Rücken aus startend eineinhalbmal um die eigene Körperachse kreisen zu lassen.

▲ Sie beginnen die Übung einatmend mit einer langsamen Vorwärtsneigung des Oberkörpers und dem gleichzeitigen Zurücknehmen

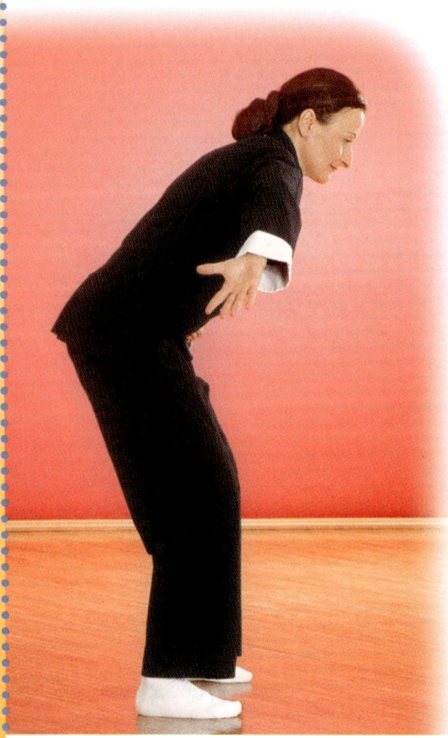

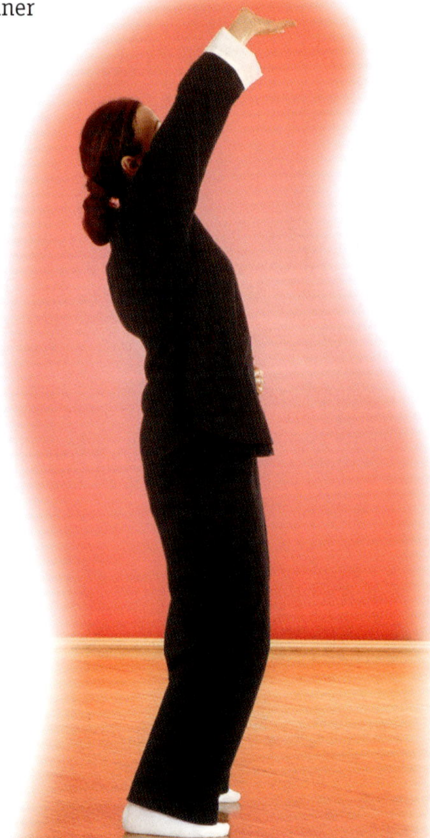

des rechten Armes zum Rücken, bis das rechte äußere Handgelenk Kontakt zur Lendenwirbelsäule hat. Die Handinnenfläche zeigt dabei immer nach oben. Richten Sie den Oberkörper mit einer Schwungbewegung wieder auf, dabei geht der rechte Arm zunächst in einer weiten Spiralbewegung nach rechts und außen sowie von unten nach oben. Bei Erreichen der Kopfhöhe wird der Oberkörper etwa 30 Grad nach hinten geneigt. Führen Sie den Arm linksseitig von vorn nach hinten über den Kopf, um die Handinnenfläche weiterhin nach oben gerichtet zu halten. Mit erneuter Aufrichtung des Oberkörpers geht der rechte Arm wieder mit einer weiten Spiralbewegung bis zur Ausgangsstellung zurück. Bei dieser Bewegung langsam stoßartig ausatmen.

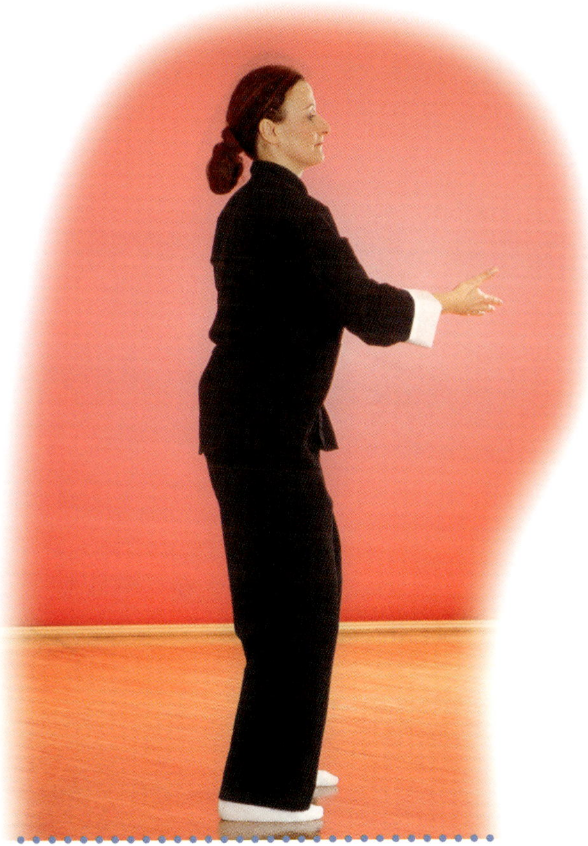

- Führen Sie die Übung auch mit dem linken Arm aus.
- Üben Sie abwechselnd fünfmal auf jeder Seite.

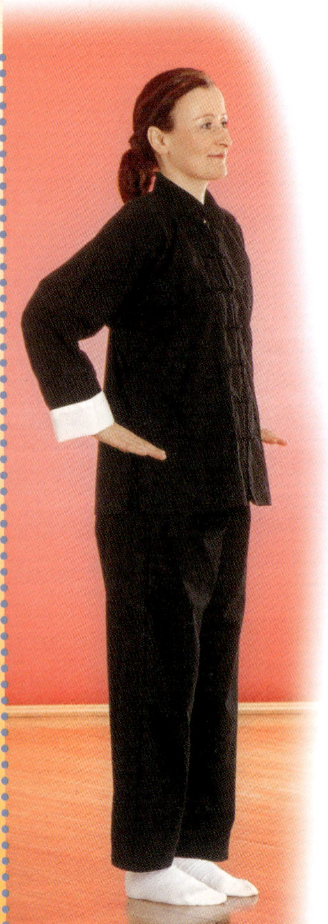

Der Kopf des Drachen und der Schwanz des Phönix

▲ Diese Übung erinnert wegen des ähnlichen Bewegungsablaufes an den klassischen Skilanglauf.

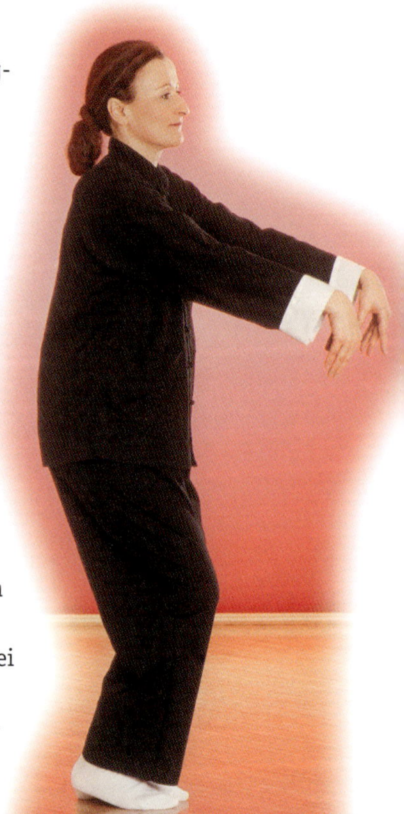

Ausgangsposition:

▲ Die Füße stehen nah zusammen, die Körperhaltung ist locker und gerade.

▲ Die Arm- und Handhaltung ist wie bei der Übung auf Seite 14. Die Schultern sind entspannt.

Ausführung:

▲ Beugen und strecken Sie anschließend Ihre Knie schwunghaft: Dabei führen Sie beide Arme von den äußeren Handgelenken ausgehend bogenförmig nach vorn, bis sie steil nach oben gestreckt sind und beide Hände Kontakt haben. Bei dieser Aufwärtsbewegung legen sich die Finger jeweils um die Daumen und die Fingerspitzen zeigen durch die jetzt stark gebeugten Handgelenke zum Boden. Schwingen Sie gleichzeitig das gestreckte rechte Bein bei der Streckbewegung des Knies von der Ferse aus nach hinten. Neigen Sie den Oberkörper dabei leicht nach vorn.

- Beugen und strecken Sie wieder das Knie und führen Sie in der Beugebewegung das rechte Bein sowie die Arme zurück in die Ausgangsstellung. Die Handflächen werden bei dieser Rückführbewegung wieder geöffnet.
- Führen Sie die Übung auch mit dem linken Bein aus, jeweils abwechselnd fünf Wiederholungen.

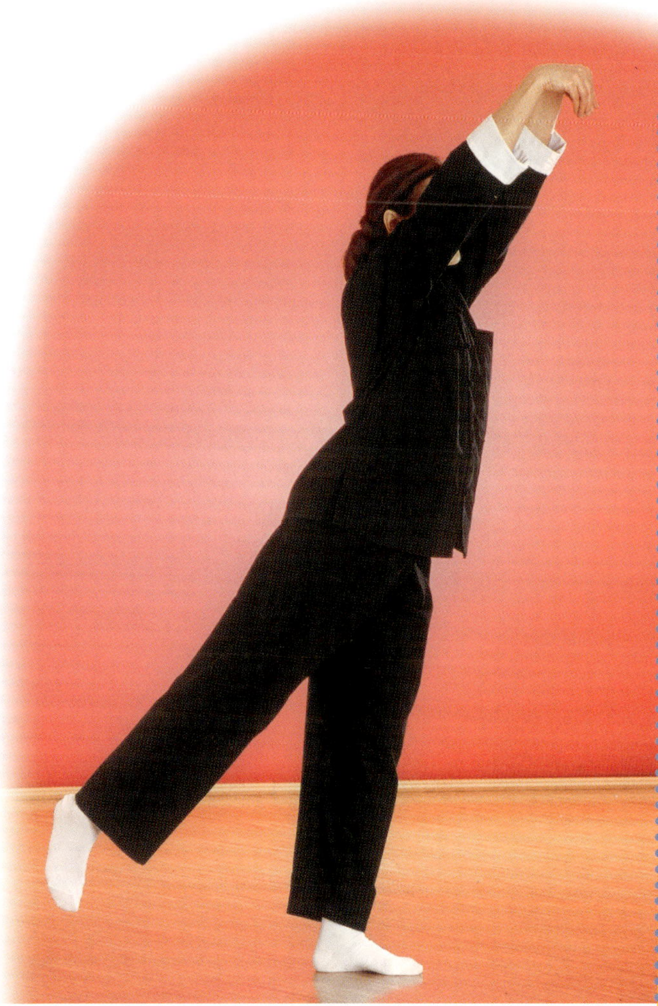

Der König des Himmels stützt seinen Rücken

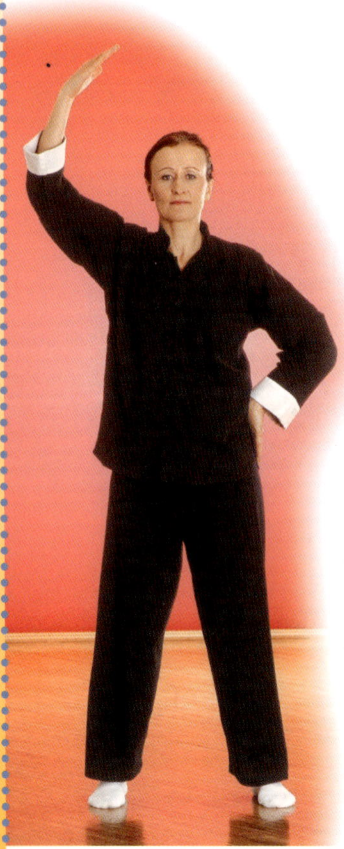

Ausgangsposition:

▲ Die Füße stehen schulterbreit geöffnet und parallel. Die Körperhaltung ist locker aufrecht.

▲ Während der rechte Arm bogenförmig mit nach außen gerichtetem Ellbogen nach oben geführt wird, steht der linke Arm bogenförmig nach unten.

▲ Die Handinnenfläche der rechten Hand zeigt zum Kopf. Das äußere linke Handgelenk und der Handrücken werden unterhalb des seitlichen Beckenrandes aufgelegt.

Ausführung:

▲ Wippen Sie mit einer leichten Streckbewegung mit dem Oberkörper dreimal zur linken Seite, der rechte Arm bzw. die rechte Hand gibt den Impuls.

▲ Wechseln Sie dann die Armhaltung und führen Sie die Übung zur rechten Seite aus. Machen Sie insgesamt zehn Wiederholungen, das heißt fünf auf jeder Seite.

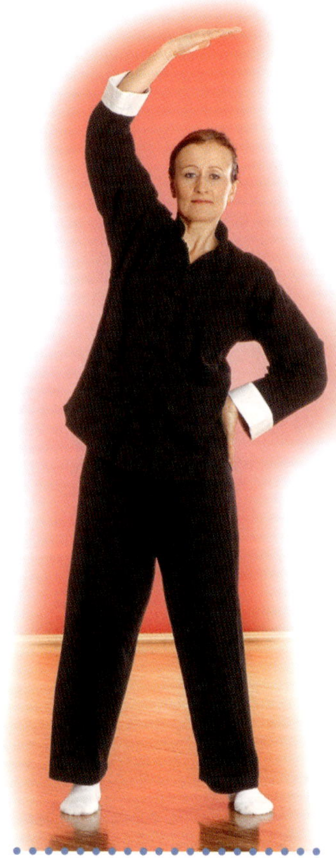

Der himmlische König Li hält eine Pagode

Ausgangsposition:

▲ Die Füße stehen doppelt schulterbreit und werden 45 Grad nach außen gedreht.

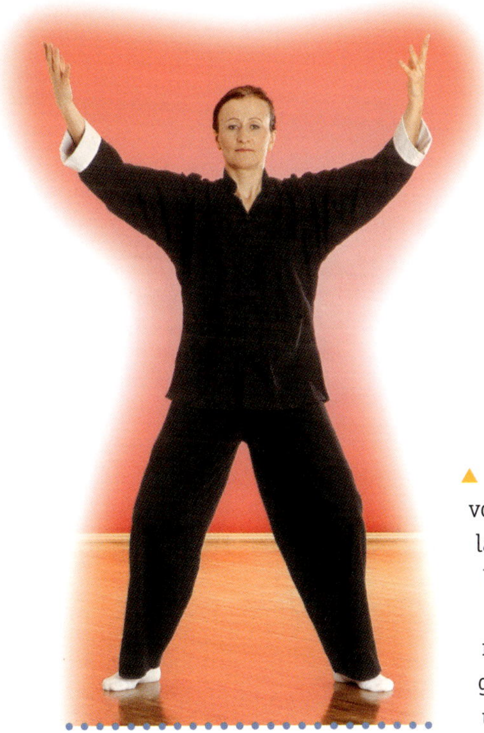

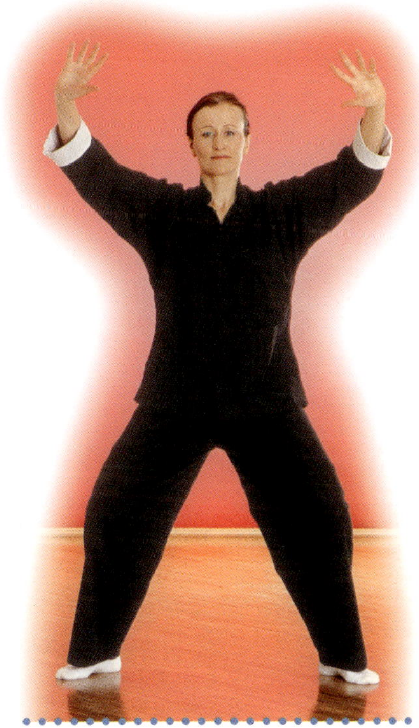

▲ Die Knie nach vorn sinken lassen, bis die Unterschenkel senkrecht nach unten gehen. Das untere Becken dabei nach vorn kippen (wie bei der Übung auf Seite 24/25). Die Arme halbkreisförmig nach oben führen und halten. Die Ellbogen befinden sich lotrecht über den Knien, die Handinnenflächen zeigen zueinander.

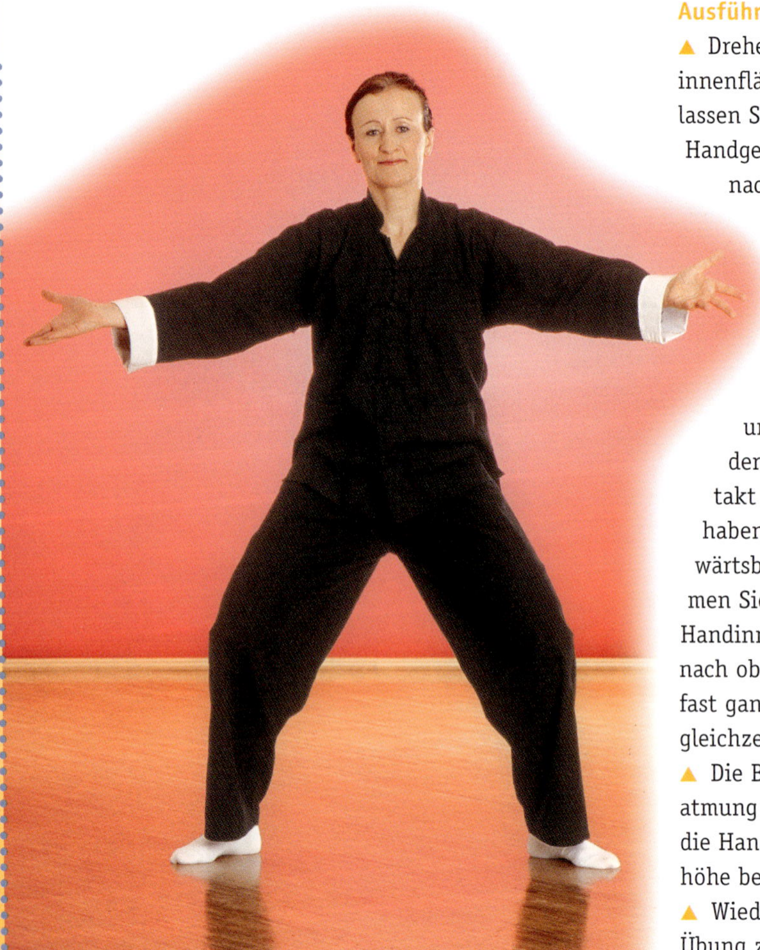

Ausführung:

- Drehen Sie nun die Handinnenflächen nach vorn und lassen Sie die Arme von den Handgelenken ausgehend nach unten sinken. Gleichzeitig beugen Sie die Knie und atmen ein.
- Sobald sich die Knie senkrecht über den Zehen befinden und die unteren Seiten der Handgelenke Kontakt mit den Knien haben, beginnt die Aufwärtsbewegung. Dabei atmen Sie aus, drehen die Handinnenflächen wieder nach oben, strecken die Knie fast ganz durch und heben gleichzeitig die Arme.
- Die Bewegung und Ausatmung enden, sobald sich die Handgelenke in Stirnhöhe befinden.
- Wiederholen Sie die Übung zehnmal.